NOUVEAU TRAITÉ

DES

MALADIES SECRÈTES

PAR

LE DOCTEUR P*** ET G. JOZEAU, PHARMACIEN.

GUIDE PRATIQUE

A L'AIDE DUQUEL

TOUT MALADE PEUT SE GUÉRIR LUI-MÊME.

DE LA BLENNORRHAGIE, DE LA BLENNORRHÉE

ET

DE LA LEUCORRHÉE.

A PARIS,

CHEZ JOZEAU, PHARMACIEN,

RUE MONTMARTRE, 161.

1844.

NOUVEAU TRAITÉ

DES

MALADIES SECRÈTES.

Typographie et lithographie de Félix Malteste et Cie,
Rue des Deux-Portes-Saint-Sauveur, 18.

NOUVEAU TRAITÉ

DES

MALADIES SECRÈTES

PAR

LE DOCTEUR P*** ET G. JOZEAU, PHARMACIEN.

GUIDE PRATIQUE

A L'AIDE DUQUEL

TOUT MALADE PEUT SE GUÉRIR LUI-MÊME.

DE LA BLENNORRHAGIE, DE LA BLENNORRHÉE

ET

DE LA LEUCORRHÉE.

A PARIS,

CHEZ JOZEAU, PHARMACIEN,

RUE MONTMARTRE, 161.

1844.

AVANT-PROPOS.

En faisant sortir des ténèbres qui les enveloppaient, pour en rendre la propagation plus facile et plus vulgaire, les préceptes scientifiques et leur pratique, la médecine a rendu incontestablement un service signalé à l'humanité. Mais souvent, mal soulevé, le rideau qui voilait son sanctuaire n'a laissé pénétrer qu'un jour incertain et douteux, et ce sanctuaire, autrefois si mystérieux et si grave, est encore pour beaucoup un arcane inquiétant et obscur. Il ne suffit pas de jeter dans la pensée publique des parcelles de science. Sans analyse ni synthèse, elles s'égareraient dans une fausse route et le bien qu'on aurait voulu faire retomberait au préjudice des hommes mal instruits et insuffisamment éclairés. Réduire sous un petit volume, sous une forme facile et courante, sous une méthode sagement logique les divers effets spéciaux, soit en hygiène, en thérapeutique, en physiologie, telle est la mission de ceux qui tendent à populariser les saines doctrines.

Dans l'ouvrage que nous allons livrer au public nous nous sommes proposé de réunir en quelques pages, et pour être sans cesse consultés, l'histoire, la description, le traitement d'une affection très fréquente et très douloureuse, mais dont l'mportance et les complications s'affaiblissent sensiblement par le bon régime et la prévoyance.

C'est surtout en attaquant les préjugés dans leur racine, et en détruisant cette répulsion qui a pris le nom de honte, qu'on a rendu la guérison facile, et qu'étudiée à son début comme traitée sans interruption à toute heure et en toute circonstance, on est parvenu à se débarrasser en quelques jours, en quelques heures même d'une maladie qui s'aggravait par la négligence, l'incurie et surtout par la répugnance que le malade éprouvait à confier le siége de son malaise.

En établissant d'une manière bien positive que la *blennorrhagie* n'avait pas pour cause uni-

que un contact impur, et pour source une hon-
teuse cohabitation, on a pu rendre la paix à
certaines unions qui paraissaient brisées par la
déclaration subite de cette inquiétante infirmité.
Traitée comme toutes les autres phlegmasies, le
médecin peut, dès le début, combattre les accidens, tranquilliser le moral du sujet et prévoir
des accidens consécutifs qui deviennent actuellement à peu près illusoires.

Les maladies dites secrètes, et la blennorrhagie était de ce nombre, en même temps
qu'elles étaient dissimulées, recevaient un traitement prématuré, compliqué à l'excès, incen-
diaire. En leur ôtant cette mystérieuse enveloppe sans cependant permettre à la discrétion
de se départir de ses formes nécessaires, les
moyens se sont simplifiés et l'on peut dire
qu'actuellement rien n'est plus facile, moins
répugnant, moins douloureux que le traitement
de la plus complète et plus acerbe blennorrhagie.

Il suffit d'une grande prudence, d'un rapide
diagnostic, et d'une servile exécution des préceptes de l'hygiène et de la thérapeutique nouvelle.

Dans les pages qui vont suivre nous avons voulu présenter au public un manuel qui fût le complément des progrès subis par les réformes nécessaires que nous avons exposées plus haut et qui vînt à l'appui en les confirmant des conseils éclairés du médecin. Conseils mieux appréciés, mieux suivis lorsque le malade en comprend le sens et l'esprit. Nous avons voulu aussi pour nos confrères leur offrir un guide pratique, résumé complet et portatif d'une affection qui se présente chaque jour à leur clinique, chez les deux sexes, à tous les âges, sous toutes les formes et à tous les degrés d'acuité. Cette tâche nous parait importante et nous souhaitons avoir réussi dans notre entreprise à laquelle notre conviction n'aura pas fait défaut. Cet opuscule se recommandera, au moins, par un exposé sans luxe d'une vérité que nous avons puisée à une source irrécusable, source de toute bonne observation : au lit du malade, et à une expérience de plusieurs années et de quelques centaines de faits.

I

Gonorrhée, Blennorrhagie, Blennorrhée.

Telles sont les expressions qu'on a coutume d'employer pour spécifier un écoulement blenno-muqueux, purulent, qui affecte divers organes et surtout les parties génitales chez l'homme et la femme.

Les anciens, qui croyaient que c'était un écoulement de semence, lui donnèrent le nom de gonorrhée; Swediaur, celui de blennorrhagie; expression qui ne convient pas davantage ni d'une manière absolue à la maladie pour laquelle il a été composé. En effet, ce n'est point un simple écoulement de mucus comme il pourrait le faire penser ; personne ne reconnaîtra du mucus dans un liquide blanc, verdâtre, mêlé de sang, d'une consistance plus ou moins épaisse qui s'écoule des parties que la maladie affecte. M. Capuron l'a désignée par le nom de catarrhe de l'urètre ; d'autres, en suivant la nomenclature de Broussais, urétrite ou vaginite; nous sommes obligés, quoique insuffisante, de lui conserver le mot blennorrhagie, qui exprime l'écoulement avec douleur, état aigu; et blennorrhée, écoulement indolent, sans acuité, ou état chronique *. Cette insuffisance de langage se fait trop souvent sentir pour qu'elle ne soit pas à déplorer; mais aussi le néologisme a des dangers imminens. Il suffit d'ailleurs que la convention de mot soit bien établie, pour qu'il n'y ait pas d'erreur en diagnostic ni en traitement.

L'histoire de la blennorrhagie doit-elle être puisée dans celle de la syphilis, ou doit-elle en être séparée? Appartient-elle à cette affection? Lèpre nouvelle que l'on attribuait à tort au retour des soldats de Christophe Colomb qui l'auraient puisée au sol américain; lui est-elle commune? Malgré son nom poétique qui reporterait sa naissance au berger Syphèle, puni par les dieux; outre les traces de sa présence retrouvées dans les préceptes qui la combattent au Lévitique, ch. XV.

Evidemment la blennorrhagie s'est confondue dans cet anathème qui enveloppait toute affection ayant pour siége certain lieu et pour cause présumée toute rencontre impure et immorale.

Les premiers médecins qui ont écrit sur la maladie vénérienne ne connaissaient par la blennorrhagie: du moins aucun n'en fait mention.

J. Cataneaux, médecin de Gènes, dont le traité fut imprimé en 1517, s'exprime ainsi : « Lors-

---

* Rappelons, pour mémoire, le nom que la langue expressive du peuple lui a donné, chaude-pisse, expression qui ne serait pas mieux appliquée, puisque la cuisson n'est pas le seul phénomène de la maladie.

qu'un homme a eu communication avec une femme infectée et qu'il sent peu après de la chaleur, de l'ardeur dans la verge, il y a un soupçon raisonnable qu'il a pris l'infection. »

On reconnait dans cette phrase bien évidente le début de l'affection connue. Nous aurons lieu de l'étudier, c'est là le caractère de la première période si importante dans le traitement.

Et plus loin. « Et lorsqu'au bout de deux ou trois jours l'ardeur ne diminue pas et qu'au contraire la verge s'ulcère, alors il n'y a pas de doute que le virus est déjà fixé sur cet organe et prêt à se répandre par tout le corps. »

Dix ans après Cataneaux, Jacques de Bethencourt écrivait : « J'ai été consulté par un jeune homme, de la verge duquel il sortait depuis six mois une matière sanieuse et virulente. Maladie dont je l'ai guéri par des dessiccans. »

Ici nous trouvons et diagnostic et traitement.

En 1551, Bassavole parle de la fréquence de la gonorrhée. Cependant il y avait des écoulemens longtemps avant l'apparition de la syphilis. J'ai cité le Lévitique. Voici ce qu'on y rencontre à ce sujet : « L'homme qui a un flux de semence est immonde. » Qu'on se rappelle l'erreur du premier observateur d'où le nom *gonorrhée* : « On reconnaîtra qu'il est attaqué de cette maladie ou de ce vice, lorsqu'une humeur sale et dégoûtante sortira continuellement du canal et se collera à son ouverture. » Quoique l'homme qui avait un écoulement, dit M. Cullerier, fût regardé par le législateur des Juifs comme immonde et qu'il voulût qu'il se séquestrât de la société, ce qui devait faire croire que cet écoulement était contagieux. Beaucoup d'auteurs ont nié cette contagion : « La femme qui avait ses règles était déclarée impure et cependant, ajoutent-ils, on n'a pas regardé les règles comme contagieuses. » Cette opinion est pour nous et nous le verrons plus loin une erreur essentielle ; car si en elles-mêmes elles ne sont pas un virus *sui generis*, elles sont une cause bien certaine de cette affection ; que ce soit par essentialité ou par contagion, l'effet n'existe pas moins.

Jean Ardern, anglais, cite à la date de 1370, sous le nom d'*arsure*, une chaleur intérieure de la verge avec excoriation du canal de l'urètre. Plusieurs formules de 1390 et 1440 existent contre l'arsure dans les deux sexes. Citons aussi le règlement de 1430 et celui de Jeanne, reine de Naples, pour le lupanar d'Avignon en 1347, dans lesquels il est dit : « La reine veut que, tous les samedis, la baillive et un chirurgien préposé par les consuls visitent chaque courtisane ; et s'il s'en trouve quelqu'une qui ait contracté du mal provenant de paillardise, qu'elle soit séparée des autres afin qu'elle ne puisse pas s'abandonner et qu'on évite le mal que la jeunesse pourrait prendre. »

Toutes ces citations, que nous pourrions accumuler si nous voulions faire inutilement un étalage d'érudition trop nuisible au véritable progrès en détournant de la sage obervation clinique, suffisent pour établir que dans les temps

les plus reculés la nature, la marche, la durée
de l'affection que nous appelons blennorrhagie
étaient connues, qu'elle peut être distincte et
isolée des symptômes plus complexes, plus ca-
ractéristiques qui ont constitué l'état syphilitique
proprement dit, et que si très souvent elle en est
compliquée, dans le plus grand nombre de cas
elle est une affection tout-à-fait indépendante ;
qu'elle peut même se manifester sans contact,
par causes spontanées, et doit être dépouillée de
cette déshonnêteté qui jusqu'ici apportait à son
traitement le plus complet obstacle.

Siége de la maladie.

Le *siége* le plus fréquent de cette maladie est
pour l'homme le canal de l'urètre, l'intérieur du
prépuce et l'extérieur du gland : pour la femme,
c'est le vagin, l'urètre, la matrice : pour les deux
sexes, c'est l'anus, l'œil, le nez, l'oreille.

Enfin de tous ceux-ci c'est plus communément
l'utrètre et le vagin.

Plusieurs médecins ont l'opinion, et c'est, selon nous, une erreur que l'expérience démontre
bien positivement, que chez la femme la blennorrhagie a lieu seulement dans l'urètre ; que
le vagin et la matrice ne fournissent que des leucorrhées ou fleurs blanches.

Si nous admettons la maladie contagieuse
comme elle l'est en effet en nombre de cas, sup-
poserons-nous un instant que le contact d'un
pénis impur soit sans action sur la muqueuse

vaginale? Ce serait nier pour un organe ce qu'on établirait sans conteste pour tous les autres.

D'ailleurs rien n'est plus facile d'établir que la distinction de siége chez la femme ; si la blennorrhagie est urétrale , le sentiment de cuisson dans le court trajet du canal est vif et pressant, et lorsqu'on peut étancher avec un linge l'orifice vaginal ou presser le canal de *dedans* en *dehors* et qu'on ne fait rien sortir on est assuré que la maladie n'est pas dans cette cavité.

. Si l'écoulement a lieu par le vagin , la douleur est moins vive , plus sourde et en définitive la matière plus abondante.

Lorsque la maladie a lieu dans le canal de l'urètre chez l'homme, elle peut occuper divers points de cette région dont l'étendue,comme on sait, est assez considérable.

Les anciens, qui croyaient que cet écoulement venait des testicules, attribuaient la douleur au passage de la semence corrompue.

On a cru aussi que le siége véritable, au moins le plus fréquemment constaté, était la fosse naviculaire. Il est bien vrai qu'au début tous les symptômes concourent à établir cette assertion , et que, dans un grand nombre de cas, et surtout traitée activement, dès les premiers signes indicateurs, l'affection s'arrête et se limite à ce point. Mais trop souvent l'état inflammatoire se prolonge, la muqueuse urétrale se phlogose jusqu'à sa base et communique son irritation jusqu'à l'épidydyme, et détermine cet accident par lequel on croit vulgairement la maladie tombée dans les bourses.

Outre les écoulemens de l'anus qui sont produits par des ulcérations et des engorgemens intérieurs, distingués par la couleur foncée et la nature sanieuse et fétide de la matière, il y en a d'autres semblables à celle qui s'écoule des parties génitales, suite d'un vice contre nature, l'agent ou le patient étant infectés.

Les écoulemens du nez et des oreilles sont plus rares et leur nature douteuse, quoiqu'il n'y ait pas de doute à établir sur certaines habitudes honteuses que Juvénal et Pétrone dans sa *Rome* flétrissent, et que la *Thérèse* de M. de Sade étale dans un tableau ignoble et immoral.

Blennorrhagies bâtardes ou fausses.

L'écoulement provenant des surfaces irritées du gland ou du prépuce s'appelle blennorrhagie bâtarde ou fausse. Je donnerai volontiers ce nom à celui qui provient, chez les femmes, de la tunique vaginale ou du col de la matrice, car ils se distinguent de l'urétrale par des caractères communs.

Blennorrhagies primitives.

La blennorrhagie est *primitive* :

Quand elle se présente peu de jours après le coït ;

Lorsqu'elle a pour cause un effet étranger à cet acte, tel qu'un coup ou un pincement à la verge, une irritation urétrale produite par la présence d'un corps étranger, comme une sonde ou le passage d'un calcul vésical irrégulier.

Blennorrhagies consécutives.

La blennorrhagie est *consécutive* :

Quand elle se présente plusieurs semaines après l'attouchement ;

Quand elle est sympathique à un état inflammatoire du testicule et de ses enveloppes.

L'écoulement violent soit primitif, soit terminaison de la période inflammatoire, s'appelle *blennorrhée*. Il n'est annoncé le plus souvent que par les taches qu'il imprime au linge.

Il y a des écoulemens anciens, habituels, connus sous le nom vulgaire de goutte militaire.

D'autres, *intermittens*, appelés écoulemens à répétition, et qui sont pour nous plutôt le fait d'une guérison incomplète, et, par suite, d'une susceptibilité de temps réveillée par la plus petite cause externe.

La blennorrhagie est *simple* lorsqu'elle se montre seule ;

Compliquée lorsqu'elle est accompagnée de chancres, de bubons. Ce qui l'a fait regarder communément comme *vénérienne.*

Nous verrons si chancres et bubons ne peuvent pas être la provenance, non d'un contact externe, mais de la résorption purulente qui, trop souvent, a lieu par la suppression instantanée de l'écoulement, suppression qui lui a fait donner le nom de blennorrhagie *séche.*

Ce nom a été donné à un état d'irritation, de chaleur et de douleur dans le canal, sans apparition d'écoulement.

Il ne faut pas confondre ces symptômes, qui, bien observés, doivent constituer l'*urétrite* primitive et traitée uniquement par les antiphlogistiques, avec ces douleurs nerveuses, sympathiques, issues souvent d'une imagination préoccupée, et qui ne disparaissent chez quelques hommes méticuleux que par un traitement moral.

Résumons les caractères : primitive et consécutive, bénigne ou maligne, sèche ou humide, aiguë ou chronique, périodique ou habituelle.

Enfin, non contagieuse :

Contagieuse *sui generis* :

D'une contagion relative : vénériennes.

Les blennorrhagies sans contagion sont produites par des causes irritantes, internes ou externes.

Causes internes de la Blennorrhagie.

Les causes internes sont l'usage de boissons telles que la bière, quand on n'a pas l'habitude de cette boisson. Cette affection légère se remarque souvent au premier séjour qu'un habitant d'un pays de vignobles fait dans le Nord. Trop longtemps retenues dans la vessie, les urines prennent un caractère acrimonieux produisant une inflammation de cet organe et du col. Le calcul, la gravelle peuvent les occasionner, et dans les causes moins directes il faut classer les vices dartreux, les rhumatismes, la goutte. Quelques-uns disent le crétinisme, ou plutôt certai nement la prédisposition rachitique. Ajoutons la dentition chez les jeunes enfans, qui détermine l'exsudation de toutes les muqueuses; les efforts de la nature pour la menstruation chez les jeunes filles, et la suppression des règles dans le temps critique des femmes.

Causes externes de la Blennorrhagie.

Les causes externes sont la trop longue habitude du cheval, le séjour trop prolongé en voiture; les habitudes sédentaires, comme celles de l'employé de bureau, de l'ouvrier tailleur; habitudes aggravantes au moins, si elles ne sont pas les premières sources de la maladie; la percussion de la verge; la masturbation à l'état de passion, comme il arrive trop fréquemment dans la jeunesse, début d'une désorganisation qui amène bientôt la mort; le coït trop répété ou pratiqué avant tout soin de toilette, à la suite d'une nuit d'orgie, d'un bal très agité; ce qui a fait dire en plaisantant que les nuits de carnaval étaient la moisson des médecins; l'introduction de corps étrangers dans le canal, comme une sonde oxidée, etc.; l'injection d'un fluide stimulant. Chez les jeunes filles, le froissement des parties génitales, produit par les tentatives de viol ou par des rapports volontaires, même en mariage, quand il y a disproportion entre la vulve et le membre viril. Écoulemens, fait remarquer judicieusement M. Cullerier, qui sont pris fréquemment pour des écoulemens contagieux par des légistes trop pressés de conclure, et qui placent le juge dans un singulier embarras, si l'accusé de viol a fait constater qu'il était sain.

Blennorrhagies à contagion relative.

Les blennorrhagies qui ont une contagion relative sont celles qui se communiquent à quelques personnes et qui restent sans action sur d'autres. Un jeune militaire voit une femme et ne contracte aucune maladie ; son camarade lui succède et est atteint d'écoulement ; un troisième a exercé immédiatement le coït et est exempt d'infection. Cependant, on ne tient pas assez compte, dans un cas semblable, de l'idiosyncrasie de chaque individu, et surtout de l'état d'érétisme, d'échauffement dans lequel il se trouve au moment de la fréquentation. Etablir des règles fixes à cet égard serait imprudent ; l'essentiel est de bien constater le fait dans le but d'administrer le remède convenable. Il faut, en général, oublier toutes les causes accidentelles pour ne voir que l'état momentané, et si des renseignemens pris au dehors établissent un doute ou soupçon, joindre au traitement spécial un traitement accessoire préservatif.

Blennorrhagies sui generis.

Les blennorrhagies *sui generis* ne sont produites par aucun autre virus et ne sont pas capables d'en produire d'autres ; elles s'usent d'elles-mêmes sans l'emploi d'un spécifique, et, tant par leur nature que par leur terminaison, se rappro-

chent du coryza (vulgairement rhume de cer-
veau), dont l'existence et la terminaison arrivent
très souvent sans cause appréciable.

Blennorrhagies vénériennes.

Les blennorrhagies *vénériennes* doivent donner
des symptômes de contagion, tels que chancres,
pustules ; telles elles paraissent à la suite du coït
avec des femmes qui n'avaient elles-mêmes autre
chose qu'un écoulement. Nous l'avons dit précédemment, nous croyons que l'affection vénérienne a pu se déclarer par suite d'écoulement
d'une nature non suffisamment étudiée, mais
dont la résorption, agissant sur le sang du sujet
atteint, produit au dehors les mêmes symptômes
que ceux qui se manifesteraient par suite d'un
contact vénérien. Des enfans qui ont reçu en
triste héritage le vice syphilitique ont des pustules, des douleurs ostéoscopes, des végétations,
et leurs parens ou leurs nourrices n'étaient atteints d'ancun autre symptôme vénérien qu'un
écoulement. Des nourrissons même, couverts
de traces d'un honteux héritage, ont déterminé
chez leur nourrice des écoulemens de nature
douteuse, mais sans complication autre, et d'autres fois l'écoulement escorté des plus affreuses
aggravations.

« Il y a, dit Brassavole, des gonorrhées qui ne
sont pas de véritables gonorrhées, mais des
évacuations d'humeurs dépravées ; ces écoulemens sont difficiles à guérir ; il faut les traiter par

les purgatifs, et jamais par les astringens. On voit d'autres écoulemens de matière pituiteuse, muqueuse, mélangés d'une matière plus acrimonieuse, qui sont compliqués de contagion, et qui ne donnent ni chancres, ni bubons, ni pustules, mais seulement des gonorrhées. Cependant, quand on a employé différens moyens émolliens et surtout les purgations sans succès, il faut avoir recours aux frictions mercurielles, aux tisanes sudorifiques. La véritable gonorrhée, celle qui est vénérienne, est souvent suivie de l'alopécie, et des autres symptômes consécutifs, quand on a négligé l'usage du gayac ou du mercure, quoique quelquefois elle persévère longtemps sans être compliquée d'autres symptômes. »

Il est à peu près impossible de distinguer une blennorrhagie simple d'une blennorrhagie vénérienne, à la simple et première inspection du siége de la maladie et de l'écoulement qui en est la suite. L'écoulement verdâtre, la douleur déchirante du tissu muqueux, sont des symptômes communs avec l'irritation plus ou moins forte des membranes analogues.

Le véritable signe le plus certain est la complication de divers points douloureux, tels que le pli de l'aine, la gorge et l'apparition d'accidens consécutifs, tels que chancres, pustules, bubons. Mais il faut se tenir dans une suspicion prudente, interroger sans cesse le sujet, chercher dans ses demi-aveux, dans ses dénégations douteuses, les renseignemens qui peuvent éclairer le diagnostic. Et à la moindre apparence de certitude agir comme si le mal était à son plus haut point d'acuité. C'est surtout en rassurant le sujet, en captant sa confiance par une indulgence à laquelle il ne s'attend pas qu'on parvient à découvrir l'origine du mal. Tout d'abord le malade accuse un simple échauffement, il est toujours sûr de la femme avec laquelle il a exercé le coït; et soit vanité de sa part, soit aveuglement, il pense et croit toujours que la maîtresse qu'il a vue ne peut avoir contracté avec d'autres le mal qui le ronge. Dans cette occurrence exagérons sans remords les cas où l'écoulement naît sans contagion pour la tranquillité d'un époux ou même d'un amant débonnaires.

En définitive de ces divers caractères qui nous ont servi de classification peuvent naître deux conditions bien essentielles, savoir : l'*état aigu* ou la *blennorrhagie* proprement dite et la *blennorrhée* ou *état chronique*. La complication *vénérienne* viendra subsidiairement.

II.

De la Blennorrhagie aiguë.

Trois ou cinq jours séparent d'ordinaire la manifestation de la blennorrhagie du moment de l'infection. Très rarement elle a lieu quelques heures après. Il semble que la nature rebelle à la désorganisation résiste avant de céder; aussi est-ce de proche en proche et lentement plutôt que dans toute l'étendue du canal que le virus exerce ses ravages.

Un léger sentiment de cuisson, une démangeaison, une vive douleur à l'ouverture du gland chez l'homme, du méat urinaire, ou du fond du vagin chez la femme, signalent le début de la maladie. Mais c'est chez l'homme que nous étudierons surtout la marche qu'elle suit, parce que tout ce qui sera dit au sujet de celui-ci pourra servir à celle-là. Bientôt un suintement survient, puis l'écoulement se développe et avec lui une douleur accompagne l'émission de l'urine. La nature de l'écoulement est d'abord blanc, laiteux ; mais avec l'inflammation qui s'exagère, il jaunit, devient vert, mélangé de ces deux teintes que parcourent des stries de sang. Excités par l'inflammation de l'urètre, de proche en proche les corps caverneux s'irritent et des érections qui dégénèrent parfois en priapismes ardens compliquent singulièrement la maladie. Dans ce cas le canal qui ne peut céder aux développemens de ces corps forme une espèce de frein ou corde, d'où le nom vulgaire mais très juste de chaude-pisse cordée.

Quand il reste, après un traitement approprié, de l'irritation, l'écoulement se maintient jaunâtre. Mais ordinairement du trentième au quarantième jour, il passe par des dégradations de teinte et d'épaisseur pour cesser en définitive, si, mal combattu, il ne constitue pas une émission chronique indolente et qui prend alors le nom de blennorrhée.

La marche de l'affection est donc incertaine, douteuse et demande un examen attentif.

Son pronostic n'est point embarrassant; rien de grave qui puisse compromettre la vie du sujet, si la maladie est vigoureusement attaquée à son début, bien dirigée pendant sa période décroissante et surtout si le traitement est accompagné d'un régime hygiénique sage et modéré.

Ordinairement le sujet atteint de cette affection devient triste et mélancolique. Il semble qu'il y ait une impression de douleur morale jointe à toute impossibilité de satisfaire ou d'exercer un organe. Cette tristesse, il faut la bannir par d'encourageantes paroles, par un raisonnement basé sur la modification qu'opère inévitablement le régime ; rassurer le sujet sur la durée de l'affection, lui en montrer l'innocuité s'il suit exactement de sages prescriptions. Quelquefois la honte, empêchant un malade de consulter, a fait que la blennorrhagie est devenue chronique et que miné par cette maladie, le dépérissement général et même la mort sont survenus.

Mais, en général, ces graves complications ne surviennent pas chez la femme. La maladie est toujours pour elle moins aiguë, moins douloureuse, parce que souvent le siége est dans le vagin, et les urines ne peuvent l'irriter ; le canal de la femme est ample, court, droit ; celui de l'homme, au contraire, long, d'une capacité moindre et présente une courbure en forme d'S.

Combattre ou prévenir les accidens locaux ou la période inflammatoire ; agir sur le principe contagieux d'une façon spécifique, sont les deux parties qui composent le traitement.

J'ai dit prévenir les accidens; car il est d'une pratique incontestable que les astringens pris à l'intérieur et au moment où le premier sentiment de démangeaison, suivi de quelques gouttes d'é-coulement, se manifeste, arrêtent les progrès de l'irritation, et d'ailleurs on se rendra compte de cet effet, si l'on observe bien que la période de début est semblable à celle de décroissance dans laquelle nul médecin n'hésitera à prescrire un régime astringent qui agit sur les cryptes mu-queuses en tarissant par le resserrement l'écoulement dont leur développement était la source.

Quand une blennorrhagie paraît avec abondance de matière, inflammation et douleur, elle exige un traitement antiphlogistique : diète sévère, puis bouillons coupés, potages maigres, légumes frais, fruits cuits : et comme tisane en grande quantité, eau tiède avec poudre diurétique, petit lait, bouillon de veau ou de poulet, tisane de guimauve ou de graine de lin. Plus les boissons excitent la sécrétion urinaire, plus aussi cette sécrétion est limpide, pénétrée de substance émolliente et par conséquent joue le rôle d'une injection adoucissante du dedans au dehors. Il faut surtout éviter dans cette période ces tisanes passées en habitude, et que les herboristes, trop souvent consultés, prescrivent innocemment, c'est-à-dire l'infusion de racines de fraisier ou de houe, avec nitrate de potasse, ou de bardane et d'asperges, qui, par leur léger

principe astringent ou tonique, ne sont convenables qu'à la décroissance et quand tous symptômes inflammatoires sont disparus.

Blennorrhagie cordée.

Quand l'engorgement du corps caverneux est
trop considérable, que le canal est distendu et
comme étranglé, que l'engorgement des testicules est imminent, et que le col de la vessie est
dans une constriction telle que l'émission des
urines est difficile ou même impossible, il convient de pratiquer une saignée générale, d'appliquer des sangsues sur le trajet du canal au
périnée, de placer le sujet dans un bain et la
partie malade sous des cataplasmes émolliens,
de faciliter l'émission de l'urine par l'introduction d'une sonde élastique, et de lubréfier le canal par des injections émollientes et opiacées;
car sous l'action d'une hyperhémie rapide et
acerbe l'écoulement se supprime et la résorption interne ou son passage dans le sang s'opère,
si l'on n'oppose pas avec la même vivacité une
médication active. L'émission sanguine est indiquée même par la nature ; l'excès de tension des
tissus y détermine souvent des déchiremens d'où
des saignées naturelles.

Les hommes du peuple, les soldats, qui n'é-
coutent que leur courage et ont hâte de guérir,
emploient différens moyens pour rompre la
corde. Les uns se font masturber; d'autres voient
des filles publiques ; d'autres, moins ardens pour
les plaisirs semblables à ceux des damnés du

Dante, ont l'étonnante fermeté de placer leur verge sur un corps dur, et, par un coup vigoureusement asséné, d'opérer la rupture, qui n'est autre chose que le déchirement de la muqueuse de l'urètre. L'abondance de sang qui survient par suite de ces diverses manœuvres opère une déplétion d'un heureux résultat, indication suffisante de l'opportunité de la saignée locale dans cette occasion. Mais pour qu'elle ne soit pas une cause de rétrécissement par suite de la cicatrice des déchirures internes, il faut la pratiquer au dehors par des applications de sangsues.

A cette occasion, nous ferons remarquer qu'on ne doit pas hésiter à porter très haut le nombre des sangsues appliquées. Une petite quantité détermine plutôt une aggravation qu'un adoucissement. Ce fait, bien observé par les commères, leur a fait dire qu'elles ne faisaient qu'attirer le sang et ne l'ôtaient pas.

C'est qu'en effet l'acte de succion est si fort, il faut qu'il agisse si profondément, que si on ne multiplie pas l'opération, le moindre danger est de ne produire aucun effet.

La douleur persiste quelquefois après la période inflammatoire. Alors il faut renoncer aux saignées pour avoir recours aux calmans et aux narcotiques; les cataplasmes de lin laudanisés, les tisanes de guimauve, de lin et de têtes de pavot, les injections d'eau de gomme opiacée, de l'eau tiède avec orgeat, poudre diurétique et sirop diacode dans la proportion de une à quatre parties; des lavemens adoucissans d'eau de guimauve sont aussi un heureux adjuvant.

Quand tous les symptômes persistent, en diminuant à peine, quelques médecins conseillent les purgatifs ; d'autres les prescrivent à la terminaison comme au début ; ce système a même eu différentes formules très spéciales, mais très énergiques ; ce moyen arrête trop subitement l'écoulement et est contraire à cette vieille coutume qui n'est pas sans valeur, à savoir, faire couler longtemps. Ce qui ne veut dire autre chose, qu'il est nécessaire de donner à l'inflammation le temps de disparaître. Si les purgatifs ont quelquefois guéri, on a vu des péritonites survenir à la suite d'un usage immodéré de drastiques, tels que la coloquinte, l'aloës, etc. On a également prescrit des applications de vésicatoires camphrés aux cuisses, de sétons au périnée ; mais ces moyens sont répugnans et d'une prescription difficile.

Le soldat prend aussi à titre de potion héroïque de la poudre à canon délayée dans de l'eau-de-vie, ou du jus d'ognon mélangé dans du vin blanc. Enfin une orgie, ou plutôt, comme il l'appelle, une ribote, ont suffi pour arrêter les écoulemens opiniâtres. Mais on comprend bien que si ces moyens peuvent être notés pour mémoire et même appuyer momentanément certaines opinions bien raisonnées ils doivent être bannis d'une sage pratique.

Nous avons indiqué comme utiles les injections calmantes pendant la période inflammatoire; mais nous défendons, pendant cette même période et après qu'elle a disparu, toutes ces injections astringentes, autrefois si préconisées,

parce qu'il est dangereux et même très douloureux de les pratiquer; puisqu'à ce moment tout
contact de corps dur ou étranger est nuisible,
à plus forte raison que sera-ce d'un liquide irritant?

Les cas où elles seraient applicables sont très
rares, et ne peuvent être appréciés que par un
homme de l'art. Pour nous, nous ne les considé-
rons comme utiles qu'à la fin d'un traitement
intérieur, et encore ne les conseillons-nous que
comme auxiliaires du copahu, sans pour cela
faire cesser l'emploi de ce dernier.

Enfin au début, après la période inflammatoire,
on a employé toujours avec succès la térébenthine de Chio, de Venise et le poivre cubèbe, et
surtout le baume de copahu regardé à juste titre comme le spécifique par excellence de la
maladie, et que nous considérerons comme contenant le principe le plus astringent et ayant l'action la plus douce et la plus efficace sur les tissus
des parties génitales, mais qui, pris tel que la
nature nous le fournit, a de graves inconvéniens, car son état drastique est tel que les purgations qu'il occasionne l'entraînent avec elles
avant qu'il ait pu produire son action curative.
La preuve, c'est que quand un malade éprouve
ces effets, on le retrouve dans les selles tel qu'a-
vant d'être ingéré, et les urines n'en possèdent
pas. De là, pas de guérison. Et quand on n'é-
prouve pas ces purgations violentes, on le retrouve en grande quantité dans les urines; les
selles n'en contiennent pas un atôme, et la guérison marche rapidement. A l'appui de ces faits,

je pourrais citer plusieurs exemples, mais je me contenterai d'un seul, qui, comme on le verra, est très concluant.

M. B., menuisier, âgé de vingt-cinq ans, tempérament lymphatique, constitution robuste, entra le 14 juin à l'Hôtel-Dieu, atteint d'une urétrite simple très intense ; on le traita pendant un mois par les antiphlogistique; les douleurs que le malade ressentait dans le canal de l'urètre diminuèrent et disparurent presque complètement ; il fut alors soumis au traitement copahique ; il prit trois cuillerées par jour de la potion de Chopart ; le 1er jour, douleurs dans l'estomac, selles liquides avec tranchées ; 2e jour, purgation violente; l'usage de la potion fut continué pendant huit jours, durant lesquels le malade allait de 5 à 8 fois par jour à la selle et avait de fréquentes envies de vomir. Pendant tout ce temps, les matières rendues contenaient beaucoup de copahu et les urines n'en possédaient pas. Au bout de ces huit jours, l'écoulement était bien peu considérable ; à peine quelques gouttes venaient tous les jours tacher sa chemise; mais la matière était toujours opaque et en grande partie soluble dans l'eau ; il sortit à cette époque de l'Hôtel-Dieu. Deux jours après, l'écoulement était devenu plus fort que jamais ; la matière écoulée était très épaisse ; il rentra le quatrième jour à l'Hôtel-Dieu ; on lui donna alors du poivre cubèbe pendant six jours, à la dose de huit grammes par jour; il ne produisit aucun effet. Le septième jour, il prit du copahu et du cubèbe mêlés en opiat ; il ressentit des coliques et des maux d'estomac qui le forcèrent à n'en prendre que quatre grammes par jour. Quinze jours après, l'écoulement persistait encore. C'est alors qu'il fut envoyé à la maison de santé pour être traité par la copahine. M..Mège lui en administra huit grammes par jour ; pendant quatre jours il n'éprouva aucunes douleurs dans l'estomac, pas de coliques ; il eut deux selles liquides et peu abondantes sans qu'elles continssent du copahu. Les urines, au contraire, en étaient fortement chargées. Il donna douze grammes du cinquième au dixième jour ; pas de coliques, pas de nausées, quelques selles liquides ; au bout de ce temps, l'écoulement avait disparu ; mais un suintement très abondant de matières séreuses persistait toujours. Alors on administra au malade huit grammes de copahine combinée au protoxide de fer ; l'écoulement séreux devint plus abondant les premier, deuxième et troisième jours ; le quatrième il diminua et disparut totalement le dixième. Pendant tout le temps du traitement, le malade a toujours vaqué à ses affaires ; M. Mège eut occasion de le voir un mois après ; il lui assura n'avoir plus vu aucunes traces de l'écoulement, malgré des excès de boisson qui avaient suivi sa guérison.

De là on doit conclure que le copahu pur et liquide, tel que la nature nous le donne, est inefficace pour guérir la blennorrhagie, à cause de son effet âcre drastique. S'il soulage, ce n'est que parce qu'il irrite les intestins et transplante le siége de la maladie ; mais vient-on à en cesser l'usage, l'irritation des intestins passe et le mal revient à son siége primitif.

Comme le titre de cet ouvrage l'indique, c'est aux nouvelles préparations subies par ce médicament que nous attachons la plus grande simplicité de traitement; aussi allons-nous renvoyer le lecteur au chapitre suivant pour continuer en quelques mots l'histoire de l'affection qui nous occupe.

Engorgement des testicules.

La blennorrhagie peut produire des *accidens* plus ou moins graves, soit qu'ils arrivent simultanément ou qu'ils soient ultérieurs à son invasion.

Ces accidens simultanés sont la transmutation de l'écoulement en une autre maladie, telle que l'engorgement subit des testicules. Plus fréquent dans les blennorrhées que les blennhorrhagies, dans la première il survient plutôt par inflammation, de proche en proche; dans l'autre, par résorption purulente. Dans les deux cas, c'est plutôt l'épididyme qui est le siége du mal que l'organe lui-même, qui n'est affecté que par voisinage.

Inflammation des bourses ou orchite.

Quand l'orchite ou inflammation des bourses commence, l'écoulement se supprime ou diminue; lorsque la résolution s'opère, il reparaît.

M. Cullerier, à cette occasion, pose la question suivante : « Le testicule devient-il malade parce que l'écoulement se supprime, ou bien l'écoule-

ment se supprime-t-il parce que le testicule devient malade ? » Tout fait croire que la maladie
change de siége, parce que le stimulant en a
changé. C'est toujours à la suite d'une excita-
tion que l'engorgement commence : les testicules se conservent sains pendant tous les premiers jours de la blennorhagie si le malade reste
tranquille, et si, muni d'un suspensoir, il les
tient à l'abri des tiraillemens et des percussions.

Engorgemens douloureux.

L'engorgement du testicule est douloureux
s'il est inflammatoire; son volume triple, quin-
tuple et plus. Dans quelques cas non seulement
le testicule, mais la tunique vaginale, mais l'épididyme, mais le scrotum sont malades; le cor-
don spermatique, enflammé dans tout son trajet,
est douloureux et donne au malade d'insupportables angoisses.

Tout ce que nous avons dit pour le traitement de la période inflammatoire de la blennorrhagie est applicable ici : même traitement,
même régime. Déplétion sanguine, topiques
émolliens, bains, frictions calmantes, et à l'intérieur, régime adoucissant, etc.

Période inflammatoire décroissante.

Lorsque l'inflammation a disparu, la tumeur
devient plus souple en conservant son volume ;
mais avec la douleur diminue également le volume. Souvent, malgré l'absence de symptômes
imflammatoires, toute douleur disparue, le gonflement persiste, et sa résolution, lente et insen-

siblement graduée, ne s'accomplit qu'au bout de plusieurs mois, et même qu'incomplètement. Dans ces cas d'indolence, les frictions mercurielles sont d'un bon effet; il faut les tempérer par des cataplasmes émolliens. Quelquefois des compresses trempées dans un mélange d'acétate de plomb et d'eau suffisent pour la résolution. L'emplâtre le plus usité comme fondant est celui de Vigo.

Ce serait nous écarter de notre sujet que de tracer ici des complications graves et nombreuses qui peuvent survenir à la suite de la blennorrhagie et de l'inflammation du testicule; telles sont les suppurations, le squirrhe, le cancer, l'hydrocèle, etc. Il suffit de les indiquer pour rappeler aux malades combien toute négligence est préjudiciable; mais si ces pages tombent sous leurs yeux, qu'ils se gardent de prendre frayeur et de s'affecter d'un tableau vrai et sérieux, car les bagnes ne dégoûtent pas de l'humanité, et l'épée de Damoclès n'arrête pas la marche des choses, des idées et des hommes.

III.

De la blennorrhée.

Comme le mot de *blennorrhagie* s'est donné à tout écoulement douloureux des muqueuses nasales, de l'oreille, de l'œil, etc., celui de *blennorrhée* désignera également l'écoulement indolent et passif des mêmes parties.

L'indolence des tissus, l'état passif des membranes, l'écoulement d'un liquide blanc, limpide, jaunâtre ou puriforme, non accompagné de fièvre, constitueront la blennorrhée.

Succédant d'ordinaire à la blennorrhagie, elle en peut être considérée comme le dernier degré. Cependant on ne saurait nier l'espèce de neutralité qui la spécifie lorsqu'elle se déclare spontanément, comme après l'usage de la bière, du coït trop répété ou de la masturbation, chez les sujets débiles ou lymphatiques, par suite de communication pendant l'époque de la menstruation, ou avec des femmes atteintes de leucorrhée ou fleurs blanches, et ajoutons de la tuméfaction squirrheuse de la prostate, des rétrécissemens de l'urètre, et de toute irritation légère portée sur la surface urétrale par des bougies, des sondes, ou par des ulcérations du canal. Enfin les vices dartreux, psorique, arthritique, peuvent en être l'origine.

Quand l'écoulement *passif* a lieu, le malade éprouve seulement un prurit et un chatouillement légers vers le frein ou vers la fosse naviculaire. Il urine sans douleur ni cuisson; son linge est taché comme dans la blennorrhagie. Plus généralement, cependant, les taches sont claires, bien larges, transparentes. Sèches, elles ne laissent d'impression qu'à leur circonférence, à la manière *vraiment* des dessins géographiques.

Les auteurs qui ont le plus écrit sur la blennorrhée l'ont divisée en blennorrhée *atonique* et blennorrhée *ulcéreuse*.

Succédant à la période inflammatoire, elle est

rebelle et très opiniâtre aux moyens curatifs ; elle l'est aussi par suite de la communication avec une femme atteinte de fleurs blanches, et trop souvent confondue avec cette autre infirmité.

Occasionné par les excès de bière, l'écoulement dure peu et disparaît quelquefois de lui-même.

Au reste, qu'elle soit causée par la psore, le vice dartreux, arthritique, par la prostate ou par la présence d'un corps étranger dans le canal, elle est toujours elle, c'est-à-dire indolente, passive. Ces diverses complications doivent être prises en considération dans le traitement.

Plus encore que pour la blennorrhagie, l'habitude extérieure, l'idiosyncrasie du sujet doivent être soigneusement étudiées. S'il est faible, il doit être soumis aux toniques ; trop bilieux, il faut le débarrasser du trop plein de la vésicule biliaire, etc.

Blennorrhagie ulcéreuse.

La deuxième espèce dont Swiedaur a le premier parlé est la blennorrhée ulcéreuse. M. Cullerier pense qu'elle n'est pas une véritable blennorrhée. Il désignerait plutôt cet écoulement par le nom de *pyurie.* On ne distingue pas aisément ces deux sortes d'écoulement. Quant à ce dernier, quelques signes peuvent néanmoins aider à le caractériser ; ce sont quelques filets de sang mêlés à l'écoulement, une douleur circonscrite à quelque point du canal, plus sensible par la pression extérieure sur le trajet ; une émission de matière, divisée dans son intensité et sa quantité quand on presse de la base à l'orifice, selon que les points ulcérés sont plus ou moins éloignés : cet écoulement a plus ordinairement pour cause l'affection syphilitique.

Dans la pratique, il sera facile de ne pas confondre cet écoulement avec la blennorrhagie, toujours suivie de symptômes inflammatoires ; ou avec la gonorrhée, ou écoulement de sperme qui s'opère plus habituellement pendant la nuit chez les sujets débiles et usés, sous le nom de *pollution*, écoulement qui se caractérise encore par l'épuisement du sujet. Quant à la femme, on les confond souvent. Il faudra donc avoir inévitablement recours au spéculum pour visiter toute la muqueuse interne et porter remède, s'il y a lieu, aux points d'ulcération qui seraient la source de l'écoulement.

Le pronostic de la blennorrhée n'a rien d'inquiétant ; seulement on ne peut guère se prononcer sur la durée de l'affection sans admettre qu'elle sera longue. Car nous l'avons dit plus haut : c'est autant à un régime approprié plus encore qu'à un traitement spécial, que la guérison peut être due.

Si on ne combat pas vigoureusement les causes accessoires qui souvent lui ont donné lieu ou au moins viennent la compliquer, telles que le vice dartreux, arthritique, etc., elle sera plus rebelle ; c'est donc presque toujours deux affections à traiter simultanément et avec la même énergie.

Quant au traitement spécial il faut relever

l'énergie du malade; le mettre à l'usage des viandes rôties, du bouillon, du vin de Bordeaux trempé. Pour traitement accessoire, les tisanes de fraisier, etc., de quinquina, les préparations de sel, les substances balsamiques, telles que baumes de copahu et du Pérou.

Hecker, médecin allemand, substitue aux injections, des bougies fondantes, composées de fil de coton enduit d'une préparation spéciale. Quand l'affection est très rebelle et qu'elle résiste à ce moyen, aux injections ou aux médicamens pris à l'intérieur, plusieurs médecins, et MM. Lagneau, Biett, Vacca, Berlinghieri et Birch de Londres sont du nombre, ont proposé l'application d'un séton au périnée. On doit reconnaître que ces moyens sont d'une beaucoup plus sage pratique dans la blennorrhée que dans la blennorhagie.

Ajouterons-nous foi au dire de Casimir, médecin, qui, pour traiter la blennorrhée, se contentait de faire raser à plusieurs reprises les poils des parties génitales?

Quant aux blennorrhées qui surviennent après l'usage de la bière, ou par le contact du sang menstruel ou même des écoulemens leucorrhéïques, elles sont bénignes et n'exigent en quelque sorte qu'un traitement tonique ayant pour adjuvant des boissons délayantes et diurétiques.

Par abus des plaisirs vénériens, de la masturbation, elles demandent un bien plus grand soin. Imposer l'abstinence ou plutôt la continence comme indispensable; relever l'énergie de toute l'économie par les préparations ferrugineuses, du quinquina ; réveiller surtout l'énergie nerveuse par des exercices modérés, des promenades à heures et en lieux convenables, des bains froids en été, en hiver à température basse, des bains gélatineux légèrement irritans par une solution de sel commun, des frictions alcooliques camphrées sur la région cervicale, dorsale et lombaire.

Si la blennorrhée tient à un vice herpétique, évidemment le médecin seul sera juge des traitemens et les bornes de cet ouvrage ne nous permettent pas d'aborder ce point de science. Il en sera de même des complications rhumatismales, des blennorrhées survenues par suite de rétrécissemens du canal de l'urètre qui ne pourront être guéries radicalement que lorsque la main exercée d'un chirurgien aura pratiqué lentement et sûrement la destruction des brides.

Avant de terminer ce chapitre de la blennorrhée dans les limites que nous nous sommes imposées, souvenons-nous qu'il est de ces affections qui ont besoin d'être rappelées à l'état aigu afin d'être guéries radicalement. On a vu des injections irritantes déterminer une petite inflammation momentanée, et profitant de cette circonstance indiquée même par la nature dans le cas des blennorrhagies intermittentes être traitées et guéries rapidement par un habile praticien.

IV.

De la blennorhagie et de la blennorhée vénériennes.

Il est bien évident et nous l'avons vu plus haut que la nature, l'épaisseur, la couleur de l'écoulement ne donnent aucun signe qui puisse faire affirmer qu'il soit contagieux et vénérien. La quantité et l'épaisseur dépendent uniquement de la durée de l'affection, la couleur de son intensité. Mais dans les essais d'inoculation lente, on a vu le liquide clair déterminer des phénomènes; le liquide épais n'en pas produire et *vice versâ.* On voit contracter des blennorrhagies très graves avec des femmes qui, visitées au spéculum plusieurs heures après la cohabitation, ne paraissent atteintes que .d'un écoulement à peine différent d'une simple secrétion salivaire; et des hommes chez lesquels tout écoulement avait disparu, et chez lesquels il était à peine resté un suintement prostatique sans ulcération, etc., communiquer l'infection à des femmes saines.

On croyait aussi que l'odeur infecte de l'écoulement était un caractère vénérien. Ne sait-on pas que cette odeur fétide dépend bien moins de l'état d'irritation et d'inflammation des parties que d'une disposition particulière de l'individu, comme on le voit dans l'ozène, le coryza, etc., et dans toute irritation de la membrane pituitaire?

Les présomptions doivent se tirer du lieu où

s'est acquise l'infection du sujet près duquel elle a été contractée; et pour ceux qui, comme le médecin, voient se dérouler toutes les hontes et les turpitudes sociales, ces présomptions seront à peine suffisantes.

Une femme ne devrait pas hésiter à se soumettre à une visite attentive; car souvent un chancre, une excoriation bien plus large chez elle que chez l'homme peut entretenir l'écoulement, multiplier les ulcérations et bientôt laisser paraître au dehors tous les signes qui caractérisent la syphilis. Il en sera de même chez l'homme, s'il sent au prépuce et au gland quelques petits points indurés, à la gorge et au voile du palais quelques replis douloureux dans l'acte de la déglutition; enfin, s'il y avait douleur au pli de l'aine, engorgement subit des chapelets glanduleux, surtout si le sujet est très lymphatique.

Par toutes ces présomptions, il ne sera jamais dangereux de joindre au traitement spécial de l'écoulement un traitement général dépuratif et spécifique.

« La blennorrhagie non traitée ou imprudemment répercutée, dit M. le docteur Ducros, auteur d'un traité récent de la syphilis, peut-elle être suivie de symptômes vénériens? Plusieurs faits prouvent en faveur de ceux qui partagent cette opinion. Mais leurs antagonistes ont répondu qu'alors l'individu avait puisé à la fois et le principe gonorrhéique et le principe vénérien. Mais ne pourrait-on pas appliquer ce raisonne-

ment à tous les ˮsymptômes consécutifs de la vé-
role ? Lorsqu'on voit des ulcères vénériens mal'
guéris ou trop tôt gueris et qu'il se manifeste
des pustules, ne pourrait-on pas dire que le
malade a puisé à la fois le principe des chancres
et celui des pustules? On voit tous les jours, à la
suite de la suppression de la gonorrhée, des
symptômes vénériens se déclarer et ne laisser
aucun doute sur l'existence de l'infection syphilitique. Un Espagnol, atteint d'une blennorrhagie, use imprudemment d'injections astringentes ; dans la nuit des chancres et des bubons
se manifestent ; ces symptômes ne disparurent
qu'à mesure que l'écoulement se rétablit. Peut-
on nier, dans ce cas, l'identité de ces deux affections et ne pas convenir qu'elles dépendaient
l'une de l'autre? Un homme marié est affecté
d'une gonorrhée et n'a jamais eu d'autres symptômes vénériens; sa femme a constamment joui
d'une bonne santé : eh bien! l'enfant auquel ils
ont donné le jour porte, en naissant, des ulcères
vénériens et des végétations. Il est encore une
foule d'observations analogues.

Pour nous, nous sommes persuadés et une
longue pratique comme de nombreuses observations nous prouvent que l'écoulement seul doit
avoir été de tout temps la *source*, l'*origine* de
l'affection syphilitique. L'écoulement est décrit
bien longtemps avant qu'on donne le tableau
des accidens consécutifs. Presque toujours en-
taché d'un caractère honteux, son traitement a
été brutal, rapide ; aucune précaution ne l'en-

toure, et longtemps on a eu le préjugé qu'il fallait le couper au plus fort de la période inflammatoire. On ne niera plus maintenant l'infection purulente du sang dans la fièvre traumatique et dans celle qui accompagne le développement d'un foyer, qui ne prend issue ni par lui-même ni par le bistouri du chirurgien. Il en doit être et il en est ainsi, selon nous, de l'écoulement blennorrhagique subitement supprimé. Citons entre autres un exemple : un jeune homme contracte avec sa maîtresse, à la suite d'une orgie et d'un bal, un écoulement. D'abord benin, cet écoulement passe bientôt à l'état le plus aigu et reste stationnaire, parce que le jeune malade, étudiant en médecine et encore peu au fait de ce genre de traitement, s'en rapporte à lui-même et s'administre alternativement et sans expérience des injections et de la térébenthine, etc. Cet état dure deux mois, pendant lesquels le même malade, peu chanceux de sa nature, gagne en couchant dans les draps d'une personne étrangère une affection de peau, qui se fixe surtout sur les deux jambes. Pour faire cesser cette seconde affection, il emploie une pommade sulfureuse avec acide sulfurique. Mais la dose en est si forte, par erreur du pharmacien, que ses deux jambes n'offrent au bout de quelques minutes que deux énormes plaies. Le lendemain, l'écoulement était supprimé complètement et n'a jamais reparu. Mais voici ce qui survint huit jours après : douleurs ostéoscopes, exostoses commençantes et bien constatées.

Ces complications, évidemment syphilitiques, cédèrent à quelques doses de deuto-chlorure de mercure. Eh bien! la jeune femme avait été visitée, on n'avait trouvé aucune trace ni d'écoulement, ni d'ulcération , pas même de fleurs blanches et jamais d'ailleurs elle n'avait été infectée; seulement la membrane du vagin était rouge, animée, comme il peut être après une longue fatigue, une insomnie de plusieurs nuits et un état d'irritation générale, suite de débauche inaccoutumée.

Cet exemple pris entre bien d'autres n'établit-il pas l'effet de la résorption subite produisant des caractères syphilitiques ?

Tout ce qu'une sage pratique peut donc indiquer , c'est une grande circonspection dans le diagnostic et dans le traitement, et il faut surtout bannir toute hésitation au moindre symptôme, disons même à la moindre présomption. Le temps n'est plus où l'horreur pour le mercure éloignait du cabinet du médecin le malade pour tourner sa confiance vers les affiches de traitement sans mercure. Les nouveaux modes de préparation de ce puissant spécifique ont rassuré sur l'innocuité ultérieure de son usage. Chacun sait à présent qu'avec une vingtième partie de ce qui s'employait autrefois , on produit plus du double de l'effet. Aussi le médecin n'hésitera-t-il pas à prescrire et le malade à suivre la prescription.

V.

De la leucorrhée.

Nous n'essaierions pas ici l'histoire sommaire de la *leucorrhée*, si cette affection ne se confondait pas très souvent avec celles que nous avons décrites plus haut. Comme son nom l'indique, c'est un écoulement de liquide blanc, d'ailleurs très variable quant à sa couleur et qui affecte ordinairement les parois vaginales et l'utérus. Il dépend tantôt d'une inflammation aiguë ou chronique de ces parties, plus souvent encore il provient d'un état asthénique profond de tout l'organisme, d'autres fois de l'introduction d'un virus *sui generis*, et alors la leucorrhée prend le nom de blennorrhagie.

Cette affection n'est ni nouvelle, ni produite seulement par l'habitation des grandes villes. Hippocrate décrit une dizaine d'espèces d'écoulemens; Arétée en traite également dans ses ouvrages, et Galien, plus explicite, laisse percer ses opinions à son sujet sans donner cependant un ouvrage complet sur son traitement. Sous le titre de *flueurs muliebris*, Alexandre de Tralles, Paul d'Egine et Orébaze l'avaient considérée comme un moyen naturel de terminaison d'une autre maladie.

On en retrouve l'historique au septième siècle dans les opinions humorales des Arabes et des arabistes. Mais au quinzième siècle, elle commence à occuper sérieusement l'attention de Fernel, de Baillon, de Duret.

Citons au dix-septième et dix-huitième siècle

les travaux de Neuter, d'Hofmann, de Boerhaave, de Lochin à Fonte, de Baglivi et le livre excellent, publié en 1802 par M. J. Blatin, ayant pour titre : *du catarrhe utérin ou des fleurs blanches.* Depuis cette époque, il serait impossible de dire tout ce qui a été dit et fait à ce sujet et sur lui, comme de citer les auteurs qui en ont parlé.

Pinel admet cinq variétés basées sur les causes du catarrhe utérin. La leucorrhée, selon lui, est *constitutionnelle, métastatique, syphilitique,* par *irritation locale,* par *suite de couche.*

Nous la diviserons en *active* ou *aiguë, passive* ou *chronique* et la subdiviserons en constitutionnelle, accidentelle, succédanée.

Leucorrhée constitutionnelle.

La leucorrhée constitutionelle, qui peut bien ne pas différer de la leucorrhée aiguë et devenir chronique, peut être héréditaire. Généralement elle accompagne la transmission d'un tempérament lymphatique. Dans ce cas, le sujet atteint de ce vice constitutionnel est fatigué par des pertes considérables en blanc. Son moral s'affecte, et si on n'y porte remède par un traitement énergique général qui modifie l'idiosyncrasie du sujet et qui tarisse l'écoulement, source de tous les désordres, la phtisie, suivie de mort, en sera bientôt l'inévitable conséquence.

La leucorrhée par métastase est souvent la conséquence de la suppression subite chez la femme d'un exutoire abondant, de sueurs habituelles, du flux menstruel, hémorrhoïdal, interrompu tout-à-coup par une vive émotion.

Leucorrhées accidentelles.

Elle sera la conséquence de l'introduction et du séjour d'un corps étranger dans le vagin. Werkard cite le fait d'une jeune fille qui s'était introduit dans le vagin un morceau d'éponge qui s'y était gonflé en peu d'heures et qui donna lieu au bout de quelques jours à une leucorrhée d'une odeur fétide. Cet écoulement survient par suite d'abus des plaisirs vénériens et encore par ceux de la masturbation.

Cette dernière circonstance devra être prise en considération par le médecin, l'institutrice ou même la mère de famille, quand ils verront des jeunes filles confiées à leurs soins dépérir par suite de cet écoulement, avoir les traits du visage tirés, les yeux cernés, et quelquefois une contracture involontaire de la tête rejetée en arrière.

Certaines boissons peuvent être cause de fleurs blanches : la bière, le cidre, le vin trop jeune. Raulin cite les eaux de Vienne, qui causèrent des fleurs blanches. Stahl les a vues paraître à la suite d'un régime lacté. Il est bien évident au reste que, dans nos grandes villes, l'usage du café au lait, devenu l'indispensable déjeuner des ménagères et des grandes dames, est une cause incessante de fleurs blanches.

Leucorrhées succédanées.

Elles suivent d'ordinaire l'irrégularité ou la

suppression de là menstruation, s'y mêlent quelquefois, et les remplacent à époques fixes, surtout vers la décroissance de la femme, à cette époque que l'on a appelée temps critique : elles peuvent alors prendre le nom de succédanées.

Les affections morales peuvent en être cause; mais nous dirons que, dans ce cas, elles sont presque toujours l'effet d'une métastase accidentelle.

Leucorrhée critique.

On a donné le nom de leucorrhée critique à un flux muqueux qui s'établit tout-à-coup sur la membrane muqueuse utéro-vaginale, pendant le cours et le plus souvent vers la fin d'une maladie aiguë. Il faut alors la considérer comme une heureuse solution. Il serait dangereux de la supprimer, car elle se développe à titre de dérivatif naturel, et est une de ces rares leçons où la nature expose à l'observateur les lois qui la régissent, et qu'elle voile le plus habituellement.

Pour exemple Savonärole parle d'une femme qu'une abondante leucorrhée débarrassa d'une fièvre aiguë dont elle était atteinte, etc.

Enfin la leucorrhée peut être syphilitique, et nous renvoyons pour cela à la première partie de ce livre.

Evidemment toutes ces divisions, qui ne sont plutôt que l'histoire des causes de la leucorrhée, peuvent la faire diviser définitivement en *aiguë* ou *chronique.*

La première affectera les sujets forts, livrés

à des travaux fatigans, à des impressions de climat et d'atmosphère, comme de température, irrégulières ; telles sont nos paysannes ; la seconde décimera les villes, accompagnera le luxe, la mollesse, aidera à la mélancolie, que le bruit des fêtes ne pourra pas toujours dissiper. Et, disons-le, si la femme riche, bien vêtue, bien nourrie, ne peut pas toujours s'y soustraire, quels ravage n'exercera-t-elle pas sur la femme pauvre, manquant du nécessaire, nourrie des plus abjects alimens, vêtue de haillons, logée dans des bouges froids, humides, et que le soleil n'a jamais échauffés !

Un point fort important de la maladie qui nous occupe, est de la distinguer des autres affections de l'utérus. Ni la couleur de l'écoulement, ni son intensité, ni le gonflement des parois ne seront des caractères distinctifs ; mais c'est en remontant aux causes que nous avons décrites plus haut qu'on pourra porter un diagnostic plus assuré. Ne pas confondre l'état *constitutionnel* avec l'état *accidentel*. Le premier est toujours funeste et doit être combattu quand même et toujours ; le second doit être observé, laissé à lui-même, s'il ne sert pas à une médication dérivative analogue.

La leucorrhée n'a pas toujours une marche simple et franche ; elle précède quelquefois la phlegmasie de la membrane du vagin, d'autres fois elle en est la conséquence. Les affections squirrheuses et cancéreuses de l'utérus, les maladies de l'ovaire, les polypes, la compliquent également. Sa marche peut être modifiée d'une manière sensible par l'existence d'autres maladies, telles que des dartres, des affections cutanées, des maladies de l'estomac, l'hypocondrie, etc.

Sa marche et sa durée à l'état actif sont assez irrégulières; quarante jours sont d'ordinaire la plus longue période, quoiqu'on en ait vu, mais très rarement, se prolonger jusqu'à soixante.

La leucorrhée chronique n'offre ni période, ni régularité dans sa marche, ni temps limité quant à sa durée.

Le pronostic qu'on peut porter sur la leucorrhée varie suivant son espèce, ses causes, son ancienneté, ses complications, l'âge du sujet. Si elle est accidentelle et ne tient qu'à une cause locale, elle peut être facilement traitée; si elle succède à une évacuation naturelle, elle n'est pas grave, et on doit la regarder comme utile. Le flux utérin, dit Ambroise Paré, préserve parfois de maladies plus graves. Si elles sont critiques, elles ne doivent pas inquiéter et ne dureront pas. Chez les jeunes sujets, on a tout espoir de guérison; chez les très vieilles femmes, elles sont opiniâtres et même incurables.

Lorsque la leucorrhée est fort ancienne, le dérangement des digestions, les douleurs et les tiraillemens de l'estomac produisent un amaigrissement et une fièvre lente, fatale au sujet.

On a cru que cette affection mettait obstacle à la fécondité, c'est une erreur.

Quelquefois une grossesse heureuse la supprime. Elle se supprime également spontanément à l'époque de la puberté chez des jeunes personnes où elle paraissait constitutionnelle. Plusieurs causes externes loin de la compliquer la suppriment, une diarrhée abondante, des sueurs copieuses, etc.

La leucorrhée devenue chronique peut déterminer des lésions de tissus; mais ces lésions ne peuvent être regardées comme lui donnant naissance, comme résultat d'une exsudation âcre et corrosive. Aussi Dupuytren a cité des retrécisse-semens du vagin. On remarque également un boursoufflement et un épaississement plus ou moins intense du tissu utéro-vaginal. Les vaisseaux deviennent en certains cas variqueux et dilatés.

Les symptômes précurseurs de la leucorrhée sont : des douleurs sourdes à la région hypogastrique ou de l'estomac, des envies d'uriner fréquentes, un prurit incommode dans le vagin, quelquefois une sécheresse des parois suivie de douleurs et d'ardeur, signe d'une inflammation qui tarit momentanément les mucosités qui lubréfient ce conduit. Ces symptômes sont accompagnés de fièvre, de lassitude, d'anorexie, etc.

Bientôt il s'écoule du vagin un fluide muqueux clair, plus ou moins abondant; le prurit s'augmente, l'émission des urines devient douloureuse; les douleurs de l'estomac s'étendent aux membres, aux hanches, au bas du dos, aux reins, etc. La fièvre continue, le moral s'affecte.

Le repos, des bains, des boissons délayantes suffiront au début; mais si les symptômes s'aggravent ou s'ils se maintiennent seulement sans modification, il faut avoir recours à un traitement antiphlogistique plus puissant : une saignée générale, des sangsues au siége, des bains de siége, des injections émollientes. Il faut combattre par des lavemens laxatifs la constipation qui aggrave la maladie, agir sur la nature de l'urine par des boissons délayantes très abondantes de lin, de guimauve et des fomenta tions d'à peu près même nature. Il faut également faciliter la transpiration ; car tout observateur découvrira un rapport très sensible entre ces diverses exsudations. On a vu plus haut d'ailleurs que des sueurs très abondantes ont été cause de la suppression de l'écoulement, comme dans d'autres cas il n'a paru qu'après la disparition d'une transpiration habituelle et utile.

Pendant le cours de la leucorrhée aiguë comme dans la période inflammatoire de la blennorrhagie, il faudra s'abstenir d'astringens et de purgatifs actifs. Il en sera tout autrement pour le traitement de la leucorrhée chronique.

Dans celle-ci, la marche est irrégulière, l'écoulement continu, varié par sa couleur, sa quantité, son épaisseur. Aucun symptôme inflammatoire ne se manifeste, on ne remarque nulle tendance à la guérison. Les tiraillemens de l'estomac sont insupportables ; la malade est pâle et dans un état de langueur qui appelle la mélancolie, et qui amène le dégoût de tout exercice, qui rend indifférent à toutes peines, à tous plaisirs. Les mouvemens sont lents, la marche indécise, les membres inférieurs s'infiltrent. Hippocrate a noté des vomissemens ; depuis lui on les a fréquemment observés.

Cette maladie si fréquente, si mal observée et si mal traitée d'ordinaire, se termine quelquefois par la première menstruation, par les lochies ou écoulemens qui suivent l'enfantement, par une hémorrhagie interne, intestinale, la diarrhée, le vomissement. Elle peut ainsi donner lieu a diverses maladies de l'utérus. Si elle ne rend pas stérile, son influence se transmet aux enfans ; on en voit de rachitiques, d'aveugles, etc.

Les femmes et surtout les jeunes femmes qui se sentent atteintes de cette affection doivent y porter remède sans hésitation. La pudeur n'est jamais lésée par une confidence honnêtement entendue, et il y aurait grand danger à retarder par une fausse honte une guérison qui pourrait arriver rapidement par des conseils judicieux et bienveillans.

Le traitement de la leucorrhée passive, qu'elle soit passée de la période aiguë à l'état chronique ou qu'elle soit constitutionnelle, exige un mode tout différent de curation ; si, à l'état aigu, les délayans, les antiphlogistiques, etc., étaient d'un heureux effet, les toniques seuls et les astringens sont uniquement efficaces dans le second cas. Nous laisserons dans ce chapitre cette partie du traitement comme nous l'avons fait au sujet de la leucorrhée, pour le retrouver au chapitre suivant dans l'appréciation que nous avons à faire de tous les moyens employés jusqu'à ce jour pour rendre plus énergiques, plus efficaces les substances dont l'usage peut être regardé à bon titre comme spécifique. Avant de terminer, disons seulement qu'il faut ici comme ailleurs se rendre un compte bien exact du tempérament des sujets, de ses précédens, de ses habitudes, et réformer le premier s'il est vicieux, corriger les uns et les autres s'ils sont nuisibles et mauvais ; entourer son malade de tous les préceptes hygiéniques propres à concourir à ce résultat.

VI.

Des traitemens généralement adoptés.

Nous diviserons le traitement de la blennorrhagie en cinq périodes :

1° Lorsque les premiers symptômes se manifestent ou période d'invasion ;

2° Période inflammatoire ;

3° Complication et exagération de la précédente ;

4° Période décroissante. Tous symptômes inflammatoires ayant disparu. Ecoulement indolent passif et chronique ;

5° Complications syphilitiques, ulcérations, bubons, exostose, etc.

Et laissant de côté les complications qui sont traitées ailleurs et en leur lieu. Nous parlerons seulement de la première, de la deuxième et de la quatrième, c'est-à-dire *invasion*, état *inflammatoire* ou *aigu*, état *passif* ou *chronique*.

Quant à la période inflammatoire ou aiguë, nous avons mentionné, à l'article *blennorrhagie,*

les soins qu'elle exige, les topiques qui lui con-
viennent, les émissions de sang qu'il est à pro-
pos de pratiquer. Enfin, nous 'avons parlé des
injections qui peuvent être plus ou moins efficaces, selon qu'elles sont dirigées par une main
habile. Nous allons étudier la médication interne, qui a toujours été considérée comme la
plus propre à terminer d'une manière commode,
en tout temps et en tous lieux ; facile dans son
application et favorable quant à son résultat;
par tous les praticiens qui ont traité par expérience de la blennorrhagie et de la blennorrhée.

Les substances ingérées dans l'estomac sous
toutes formes sont le poivre cubèbe, la térébenthine et le baume de copahu.Le cubèbe et
le copahu surtout ont joui d'une préférence qui
n'est pas également méritée. L'un, à peine efficace, occasionne des accidens inflammatoires
très grands ; l'autre, quand il est digéré, amène
toujours une terminaison favorable. Mais cette
terminaison, jusqu'à ce jour, a été souvent en-
travée par la difficulté des assimilations, par le
goût affreux qu'il présente et qui pénètre non
seulement l'haleine, mais les sueurs, l'urine, etc.
Depuis la potion de Chopart, qu'on peut bien
appeler un remède de cheval, jusqu'à ce mo-
ment-ci, tous les praticiens ont lutté vainement
contre ce goût répugnant, premier mais non seul
obstacle aux bons effets du médicament. Le copahu a été solidifié, enveloppé de différens corps,
soumis à des mixtions de tous genres, sans
perdre sous toutes ces formes ses conditions

mauvaises. Nous allons passer ces tentatives en revue, en accordant à chacune les justes éloges qu'elles comportent; car, chacune d'elles répond à un inconvénient, mais ne les combat pas tous. Nous croyons pouvoir affirmer qu'à nous seuls appartient l'honneur d'avoir présenté non seulement un mode de préparation, mais un médicament unique, résultat d'une opération chimique des plus simple, mais à laquelle il fallait penser.

DU CUBÈBE.

Le *Cubèbe*, ou poivre à queue (fructus piperis cubebæ, piper cubeba) ; arbuste qui croît dans l'Inde et dans l'Afrique.

Baies noirâtres, ridées, plus grosses que celles du poivre noir, munies de leurs pédicules, contenant une amande jaune, dure et enveloppée d'un épiderme brun, d'une odeur aromatique et d'une saveur chaude, contient, d'après M. Vauquelin, une huile volatile presque concrète, une résine semblable à celle du baume de copahu, et qui se rapproche beaucoup de la piperine; une autre résine colorée, de la gomme, un principe extractif et quelques sels, entr'autres de l'acétate de potasse.

Ce médicament a été employé, tant dans la période inflammatoire que dans la période aiguë, par MM. Dupuytren, Cullerier, Delpech ; M. Velpeau l'a ordonné en lavement, et M. W. Chevalier dit en avoir obtenu de bons effets en injections; il fut introduit dans notre pharmacopée, par M. Crawford, qui en fait connaître les bons effets obtenus à Java.

Il a été plutôt préjudiciable qu'utile à la thérapeutique française. C'est assez généralement un défaut de notre époque d'adopter aveuglément les méthodes étrangères, sans se préoccuper des différences de climats et de régimes qui les distinguent. Qui ne sait qu'à Java la nourriture y est saturée d'épices, et que la sauce la plus bénigne de ce climat tropical donnerait ici la gastrite la plus aiguë ? Aussi l'usage immodéré du poivre cubèbe a-t-il plutôt agi comme purgatif violent que comme spécifique astringent. On l'a récemment enveloppé de sucre et administré sous forme de dragées, dites de *cubébine*, et sous forme de capsules connues sous le nom de *Capsules Dariès*.

DU COPAHU.

Résine ou baume de copahu (oleo-resina copahu. Copaivæ seu copaibæ balsamum); résine provenant du *copaifera officinalis ;* arbre de l'Amérique méridionale.

Tronc très élevé, touffu, feuilles alternes, composées de 5 à 8 folioles, luisantes et presque sessiles, fleurs blanches, en grappes rameuses axillaires.

Le copahu est liquide, d'une consistance huileuse, transparent, d'un blanc jaunâtre, d'une odeur forte et désagréable, d'une saveur âcre et amère, et d'une pesanteur spécifique de 0,95.

Le baume de copahu, comme les térébenthines, est composé de résine et d'un tiers environ d'huile essentielle. Le produit d'un arbre de quelques années est préférable à celui d'une jeune tige.

MM. Delpech et Ribes l'ont administré dans la période inflammatoire, et disent en avoir obtenu de bons effets. Nous ne partageons pas l'opinion de ces célèbres praticiens, et nous croyons nous être suffisamment expliqué à ce sujet.

M. Velpeau, pour remédier à l'inconvénient de son emploi par la bouche, l'a fait admettre en lavement.

Nous ne parlerons pas de la potion de Chopart, que nous citions tout a l'heure, ni de divers opiats dont le copahu forme la base.

Nous citerons seulement :

Les capsules de M. Raquin, qui contiennent le copahu, non seulement dans son état insoluble et uni à la partie drastique, mais encore combiné à la magnésie, ce qui les rend d'une digestion très difficile. Ce mode de préparation, dont tout le mérite est dans l'enveloppe, fatigue l'estomac, et ajoute aux difficultés qu'il éprouve dans la digestion du médicament.

Les dragées de M. Fortin contiennent également le copahu pur, combiné à la magnésie, et offrent l'inconvénient de se dissoudre avec difficulté et d'être rendues par quelques malades telles qu'elles ont été prises; au moins est-ce l'opinion émise à l'Académie de médecine.

Le mode de préparation préconisé le plus depuis quelques années et dont l'annonce se retrouve partout, est la forme capsulaire adoptée par M. Mothes. Moyen fort ingénieux pour préserver les organes du goût, mais qui, en compensation de cet avantage, possède des inconvéniens bien autrement dangereux ; car la grande quantité de gélatine (sur 90 grammes que pèse la boîte de 36 capsules, il n'y a que 15 grammes de copahu) qui forme l'enveloppe possède elle-même une odeur animale repoussante, et qui, je crois, ne le cède en rien à celle du copahu. De plus, avant de se digérer, elles augmentent tellement de volume, que de grosses primitivement comme une petite olive, elles deviennent dans l'estomac du volume d'une noix ordinaire, ce qui fatigue horriblement la digestion, et qui ajoute encore à l'action irritante du copahu. De là naissent des gastro-entérites, que le vulgaire désigne sous le nom de délâbrement d'estomac. Ajoutons que la capsule une fois rompue, le copahu reprend tous ses effets nauséeux et drastiques, à la suite desquels le malade éprouve des coliques et des superpurgations qui entraînent avec elles tout le copahu avant qu'il ait pu produire son action, au point qu'on le retrouve dans les selles tel que la nature le produit. Pour terminer, nous répéterons (car l'Académie royale de médecine le leur a reproché avant nous) que les capsules n'étant jamais entièrement pleines, elles contiennent toujours une certaine quantité d'air, qui, joint à la substance, provoque quelquefois des vomissemens et toujours des nausées insupportables et délatrices de la maladie.

En résumé, les capsules contiennent le copahu pur et ne lui ôtent aucun de ses inconvéniens drastiques, et en rien le mauvais goût qui le caractérise. Si elles le dissimulent au moment du passage œsophagien, l'air qui revient en est chargé et produit un effet nauséabond.

Pour remplir toutes les conditions favorables à l'effet astringent et direct du copahu, il fallait donc parvenir à extraire la partie curative de la partie essentiellement drastique; c'est à quoi je suis parvenu, de concert avec M. Mège, pharmacien interne de la maison royale de santé, et lauréat des hôpitaux.

Voici au reste ce que l'on peut lire dans le rapport très favorable fait à l'Académie par MM. Bégin, Boullay et Cullerier :

« Frappé des inconvéniens majeurs du copahu, MM. Jozeau et Mège se sont proposé d'en rechercher les causes, et c'est le résultat de ces recherches que nous avons été chargés de vous faire connaître.

» On sait que le copahu est composé d'une partie huileuse et d'une partie résineuse. Ces Messieurs pensent que l'action excitante et drastique de cette substance réside dans la première et l'action balsamique dans la seconde; que celle-ci est la seule efficace dans le traitement des blennorrhagies ; les expériences de M. Monod, qui a permis que son nom fût placé en tête des mémoires de MM. Mège et Jozeau, sont confirmatives de cette assertion.

» Il s'agissait, d'après ces conjectures, de détruire l'élément âcre et drastique inhérent à l'huile essentielle, tout en conservant cette dernière, et la combinant ainsi que l'élément balsamique à des corps qui pussent les rendre d'une ingestion facile et susceptible d'être absorbée.

» Pour arriver à ces résultats, voici comment opèrent ces Messieurs; ils font agir à chaud une partie d'acide nitrique mêlé à quatre parties d'eau sur cinq parties de copahu; ils lavent ensuite le copahu ainsi traité; ils le remettent sur le feu, en opèrent la saturation à l'aide d'une solution de carbonate de soude, et ils ajoutent une partie de cubèbe et une partie de cachou.

Les mêmes procédés ont été mis en usage pour agir sur quelques autres térébenthines et des produits d'un effet analogue à celui du copahu ont été obtenus. Ces Messieurs ont encore introduit le fer aux térébenthines qu'ils appellent *sodiques* en y mêlant une solution de protosulfate de fer.

Les conclusions du mémoire de MM. Mège et Jozeau sont celles-ci :

1° L'*huile essentielle* du copahu en est la partie *âcre* et *drastique*; *la résine* en est la partie *balsamique.*

2° Le copahu a une action d'autant plus efficace qu'il purge moins; lorsqu'il opère l'effet purgatif, la plus grande partie du médicament sort avec les excrémens. et est presque nulle pour l'effet spécifique.

3° Modifié ou dulcifié par l'acide azotique, et combiné à la soude, il est plus soluble, absorbé sans difficulté; il donne de l'appétit au lieu de jeter la perturbation dans les fonctions digestives; son action thérapeutique est plus sûre.

4° Les autres térébenthines, très difficiles à digérer, ont une action très lente; traitées comme le copahu, elles deviennent plus actives; leur activité est graduée ainsi : après le copahu viennent les térébenthines de la Mecque, de Chio, de Venise, de Bordeaux.

Pour arriver à ce résultat, M. Mége a soumis à l'analyse les urines et les selles des malades traités par le copahu. La proportion de cette substance dans les urines et dans les selles était toujours relative à l'action purgative, et augmentait d'un côté ou d'un autre, suivant l'action diverse.

Rendu par l'anus, le copahu était à peu près tel qu'il était absorbé avant l'ingestion. Celui que contenaient les urines était réduit à une matière résinoïde analogue à celle qu'on obtient directement en traitant le copahu par l'acide nitrique étendu.

L'analyse de plus de deux cents urines, faite dans le service de M. Monod, à la Maison royale de Santé, a démontré que les guérisons étaient d'autant plus rapides et plus assurées que les urines contenaient plus de cette substance résinoïde. Dans le cas contraire, comme il y avait superpurgation, l'écoulement n'était que suspendu, uniquement par effet dérivatif, et recommençait, dans la plupart des cas, quand l'irritation intestinale cessait. L'effet purgatif, qui devient même drastique, est produit par une matière que décompose l'acide nitrique, substance qui, par son âcreté, s'oppose à l'absorption du médicament, et, en irritant les voies digestives, détermine des gastro-entérites, et même la péritonite aiguë. Son absorption est encore empêchée, et la digestion rendue pénible par son état d'insolubilité complète dans les sucs gastriques.

Amené par ces expériences aux résultats que nous avons cités plus haut, MM. Mége et Jozeau sont donc arrivés à un principe qu'ils ont nommé copahine, et qui est déjà connu avantageusement dans le monde médical sous celui de copahine-Mége, préparée par Jozeau, pharmacien.

C'est en définitive le copahu privé de son principe drastique, et digéré artificiellement afin d'être soluble dans l'estomac.

Il a été combiné à la soude pour lui conserver une action très légèrement laxative, et au fer pour agir efficacement sur les tempéramens faibles, lymphatiques, sur les sujets atteints d'écoulement passif, de leucorrhée chronique, etc.

Ce médicament est présenté sous une forme agréable, en dragées d'une enveloppe presque pelliculaire, rosée, et non seulement il ne donne aucun goût à la bouche, mais, absorbé par l'estomac, il n'amène aucun renvoi chargé de cette odeur nauséabonde dont les préparations de MM. Mége et Jozeau l'ont séparé.

Nous pensons donc rendre un service en signalant à l'attention médicale et à celle du public cette nouvelle préparation dite COPAHINE, comme réunissant tous les titres exigés par la pratique et la théorie. Nous dirons plus, notre procédé a d'autant plus de valeur, qu'il peut nous affranchir de l'étranger ; et, en cas de blocus continental, les térébenthines de Venise ou de Bordeaux pourraient sans inconvénient remplacer celle du Pérou, puisque avec ces substances nous obtenons un produit analogue à la copahine; seulement il est un peu moins actif.

TRAITEMENT SPÉCIAL.

Au début, lorsque le malade ressentira une démangeaison, un prurit incommode, un léger suintement blanchâtre à l'orifice de l'urètre, il prendra quinze dragées dans sa journée, en trois fois. C'est à peu près quatre grammes de copahine par jour. Elles devront produire deux selles légères. Dans le cas où on ne les obtiendrait pas, on augmentera d'une dragée à chaque dose, jusqu'à obtention de deux purgations. (On peut en porter la dose jusqu'à quarante-cinq dragées et plus par jour.) Une fois ce résultat obtenu, on continuera, sans augmenter, jusqu'à parfaite guérison, s'il ne se manifeste aucun autre symptôme de complication, ce qui arrive rarement quand ce traitement préservatif et pratique est observé à temps.

Si le malade avait négligé de traiter l'écoulement à sa période d'invasion et que la maladie ait pris tous les caractères aigus, il devra préalablement combattre tous les symptômes inflammatoires par de la tisane avec poudre diurétique et les moyens indiqués précédemment.

Dès que ceux-ci seront entièrement disparus, c'est-à-dire que l'émission de l'urine sera facile et sans douleur, que les érections nocturnes auront disparu, qu'il ne sentira plus ni gonflement aux bourses ni douleurs acerbes dans le canal spermatique, il prendra quinze dragées et se comportera comme il est dit plus haut. Si au bout de huit à dix jours l'écoulement se montrait rebelle, et qu'il y eût évidemment atonie du sujet, il prendrait la copahine ferrée aux mêmes doses pendant la même durée de temps et la maladie cesserait indubitablement. Si malgré cela elle se montrait encore tenace, je conseillerais une injection appropriée à la copahine, que je prépare, et qui, administrée en prenant la copahine ferrée, manque rarement son effet. Il y a deux bouteilles : le n° 1 et le n° 2. On fait un jour deux injections avec le n° 1, et le lendemain avec le n° 2, toujours en continuant l'usage de la copahine. De cette manière, on est sûr de la guérison.

Lorsque le malade est atteint d'une gonorrhée ancienne et qu'elle est entretenue surtout par un tempérament lymphatique, il ne fera usage que de la copahine ferrée (chaque dragée contenant un trentième de son poids de protoxide de fer). Le traitement sera un peu plus long et devra durer de trois semaines à un mois, terminaison qui pourrait être amenée plus vite, mais toujours avec danger

Quant à la leucorrhée, ou fleurs blanches des femmes, elles peuvent commencer le traitement par la copahine à la soude, dans le but surtout de combattre la constipation si opiniâtre par le séjour des grandes villes ; elles prendront ensuite la copahine ferrée ; quand la leucorrhée est passive , qu'elle tient surtout à la faiblesse du sujet, à la pauvreté du sang. Quand, à l'auscultation, les artères du cou laissent distinguer du vide dans leur trajet et des battemens irréguliers par insuffisance des valvules, la copahine avec le fer sera doublement indiquée. Mais alors il faudra combattre la constipation par des lavemens laxatifs, afin que le ventre soit toujours libre et joindre à ce traitement un régime interne très tonique, tels que viandes rôties, bon vin, bon bouillon, etc.

En général, et dans tous les cas, un régime comfortable, mais modéré, sera préférable. Le malade évitera seulement les excitans, tels que le café, la liqueur, les vins crus, etc. ; mais il prendra toujours sans inconvénient des potages légers au bouillon de viande, des viandes rôties, du vin trempé. La période inflammatoire fera seule exception ; dans celle-ci, la diète est plus communément de rigueur.

Il était essentiel de rendre le traitement de la gonorrhée facile et peu dispendieux. L'obstacle que le malade rencontrait à se procurer les remèdes, tant par la difficulté de leur confection que par leur cherté réelle, aggravait souvent la maladie et pour avoir voulu faire épargne au début on s'occasionnait une beaucoup plus grande dépense ultérieurement. Il faut aussi que beaucoup de malades se soignent sans renoncer à leurs occupations; souvent ils sont en voyage; d'autres fois ils doivent dissimuler cette incommodité.

Le traitement que nous indiquons réunit toutes les conditions. Economie de temps et d'argent, usage facile. Il se distingue surtout de toutes les pharmacopées empiriques par les éloges que MM. les rapporteurs de l'Académie de médecine lui ont donnés, par les nombreuses expériences qui ont assuré son effet dans le service d'un de nos premiers praticiens, M. Monod; enfin par sa formule même, que chacun peut lire dans l'extrait que nous avons donné et qui fera prochainement et sans nul doute partie du codex français, comme elle est déjà inscrite dans le formulaire presque officiel de M. Bouchardat. Nous osons donc en recommander l'usage dans leur pratique à tous les médecins, nos confrères; car il répondra à la sagesse de leurs vues, et disons-le en terminant cet opuscule, nous en préconisons honorablement l'usage parce qu'on peut se rendre compte de sa nature et en tenter l'application sans inconvénient et au contraire avec toute assurance de succès. C'est enfin ce qui est le plus complet dans ce genre et ce qui termine actuellement la ligne progressive que la thérapeutique a suivie jusqu'à nos jours.

Si la copahine Mège constipait au lieu de pur-
ger ainsi que cela arrive quelquefois, on se
purgerait de temps en temps avec de l'eau de
Sedlitz, et l'on prendrait tous les jours un ou
deux lavemens. Pendant tout le traitement, ne
pas manger de salade ni crudités.

Après la guérison il faut, pour éviter le retour
du mal, prendre une bouteille d'eau de Sedlitz
et continuer encore quelque temps l'emploi des
dragées en en diminuant la dose de la même
manière qu'on l'a augmentée au début, afin de
ne pas en cesser trop brusquement l'usage; ce
qui est toujours mauvais.

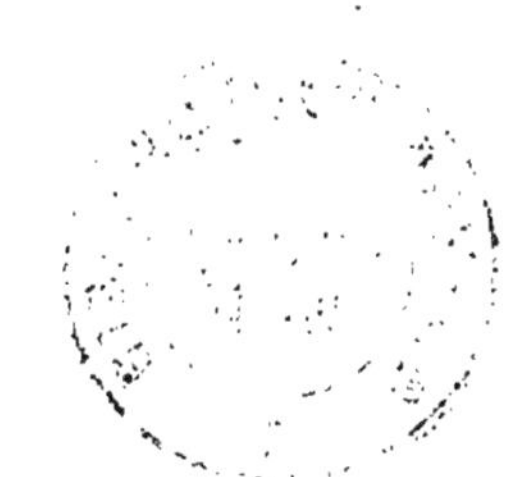

TABLEAU RÉSUMÉ

DES

Symptômes, du diagnostic, et du traitement de la blennor-rhagie, de la blennorrhée et de la leucorrhée.

SYMPTOMES.	DIAGNOSTIC.	TRAITEMENT.
Démangeaison. Léger suintement à l'orifice de l'urètre.	Début de la *blennor-rhagie* avant l'in-flammation.	15 dragées par jour, en 3 fois. S'abstenir de vin, liqueur, ra-goûts épicés. Sirop balsamique pour bois-son.
Rougeur à l'orifice du méat urinaire. Douleur à l'émission de l'urine. Pesanteur aux bour-ses et au périnée. Fièvre. Visage fatigué et pâle. Inquiétude, anxiété.	*Blennorrhagie.* Période aiguë.	Application de sangsues; tisane rafraîchissante de poudre diurétique à haute dose. Cataplasmes sur les bourses, la verge. Bains de siége avec eau de graine de lin ou de gui-mauve. Si les accidens s'aggravent, consulter un médecin.
Douleur moins vive et allant toujours en diminuant. Écoulement abondant.	*Blennorrhagie.* Période décroissante.	Même régime. 20 dragées par jour, en 4 fois.

Toute douleur disparue. Ecoulement abondant, mais passif, jaune clair.	Période atonique.	25 dragées à la copahine ferrée. Bouillons, viandes rôties, un peu de vin de Bordeaux.
Ecoulement peu abondant, passif, dit *goutte militaire.*	*Blennorrhée.*	Même régime. Même traitement. Bains gélatineux excités par le sel marin. Un kilogramme de gélatine. Deux kilogrammes de sel dans un bain ordinaire.
Visage pâle, yeux cernés, tiraillemens d'estomac. Règles supprimées ou plus abondantes et irrégulières. Écoulement clair, quelquefois mêlé de jaune.	Leucorrhée.	15 à 20 dragées à la soude. Et au bout de sept à huit jours, copahine ferrée. Régime tonique : bouillons, viandes, vin de Bordeaux. Faciliter les selles par des lavemens purgatifs. Si l'affection persiste, consulter un médecin.

NOTA. Cette table est destinée à faire seulement connaître les débuts des trois affections signalées et à en prévenir les suites par un régime et un traitement simples, faciles à diriger soi-même. Si ces premiers symptômes ne s'aggravent pas, mais seulement s'ils ne disparaissent pas entièrement, il faut se hâter de faire appel aux lumières d'un praticien exercé, pour éviter les accidens et les complications que nous avons exposés dans les chapitres précédens.

www.ingramcontent.com/pod-product-compliance
Ingram Content Group UK Ltd.
Pitfield, Milton Keynes, MK11 3LW, UK
UKHW022127070726
13613UKWH00003B/1273